AF586708

# TRAICTE DES EAVX DE M. LAVRENT IOVBERT

DOCTEVR ET PROFESSEUR en Medecine en l'Vniuersité de Montpelier.

*A M. PAPPON LIEVTENANT general au Bailliage de Forests.*

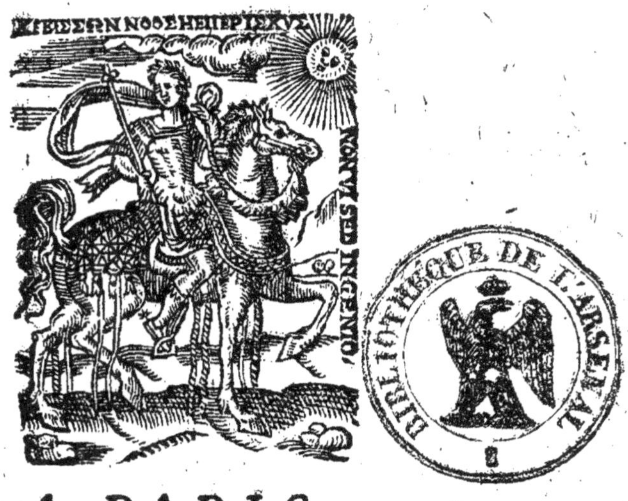




A PARIS,

Rue S. Iean de Beauuais, à l'enseigne du cheual volant.

M. DCIII.

# L'IMPRIMEVR AV LECTEVR.

AMY Lecteur m'estant depuis quelque temps trouué en plusieurs compagnies, auxquelles, entre autres propos, l'on est tombé sur le discours de la nature, qualité, & diuersité des eaux, auec grande varieté & contrarieté d'opinions & raisons. Cela m'a incité à recercher ce que diuers autheurs en ont mis par escrit, entre lesquels i'ay trouué vn petit traicté de feu monsieur Laurent Ioubert, celebre Docteur & Professeur en Medecine, & Doyen de l'Vniuersité de Montpelier, lequel m'a semblé fort particulier, remply d'infinies raisons & authoritez des anciens, & plus approuuez Philosophes & Medecins. Dont i'ay estimé que ce ne seroit mal à propos le faire traduire & publier en langue vulgaire, afin que chacun puisse estre informé des proprietez d'vn element si necessaire, & des moyens d'en estre pourueu & accommodé. Car à vray dire ie me suis plusieurs fois esbahy de la nonchalance ou stupidité de la pluspart, qui ne considerent qu'entre les biens que nostre Dieu eslargit aux hommes pour la commodité & entretenement de ceste vie, celle de la pluie n'est des moindres, veu que sans cet element l'on ne peut subsister, non plus que sans l'vn des autres, & toutefois il se trouue plusieurs pays, villes, & maisons, qui en souffrent incommodité tres-grande, & sont contraints de l'aller prendre bien loin, ou bien d'en vzer de tres-mauuaise, au lieu que Dieu en fait tomber abondance tres-grande en leurs maisons, & sur leurs testes : que si elle estoit bien re-

*cueillie & conseruée, se trouueroit sans difficulté la meilleure, la plus delicate, & la plus salubre de toutes les autres, soit pour le bruuage, soit pour cuire les viãdes ou pour le blanchissage & autres vzages necessaires.* A *cecy me suis tant plus volontiers resolu, que ie voy qu'on commence à pratiquer vne inuention de* Cisternes *bien tost faites, & à petis fraiz, par le moyẽ desquelles chacun peut auoir en moins de quinze iours en sa maison prouision suffisante d'eau, auec pareille, ou peu plus grande despense, que celle d'vn puits ordinaire: comodité à la verité, qui n'est à mespriser; & dont le public pourra receuoir soulagement tres-grãd, qui a esté le but principal auquel i'ay vize, atant tousiours eu ceste maxime deuant les ieux,* Que nous ne sommes néz pour nous seuls. *Prenés en gré ceste mienne intention, & si vous en trouuez bien, donnés gloire à* Dieu *qui a plus de soin de nostre bien que nous de le recognoistre & louer aßiduellement comme nous deurions.*

## QVATRAIN.

Vous qui vous plaisez tant à contredire à tous,
Qui mõtrez plus d'orgueil que de vraye sciẽce,
Croire vous pas au moins, apres l'experience,
Que l'experience est la maistresse des fouls?

# *TRAICTE DES EAVX DE M. Laurent Ioubert Docteur & Professeur en Medecine en l'Vniuersité de Montpelier. A M. Pappon Lieutenant general au Bailliage de Forests.*

COMME ces jours passez nous fussions tombez entre autres diuers propos sur celuy des eaux de ce pays de Monbrison, vous me dites que de leur nature elles ne sont point bonnes, & que l'Esté les rendoit encor pires, mesmes aux mois de Iuin, Iuillet, & Aoust : Mais que vous corrigies leur vice en les faisant cuire. A quoy ie respondis que tant s'en falloit que celles à qui la saison de l'Esté se monstroit contraire s'amendassent par tel artifice, qu'au contraire elles empiroyent, car la chaleur du temps n'apporte en effect autre nuisance aux eaux, sinon qu'elle les rend plus espesses & seiches en continuant & dissipant ce qu'elles ont de plus subtil ; à quoy toutesfois la cuisson ne peut remedier ny rendre à l'eau sa substance delicate & soueue quand elle l'a vne fois perdue : Ains estāt plustost la chaleur du feu plus vehemente à dissoudre, que celle du soleil, elle faict aller en vapeur tout ce qui pourroit y rester de pureté & sincerité naturelle, en sorte qu'elle en deuient encor plus espesse; A ces raisons vous qui auez l'esprit prōpt & subtil, auez acquiescé aisément, nonobstāt qu'elles semblent contraires à l'opinion commune de nos vulgaires medecins, que vous voyez par tout ordōner pour bruuage aux malades de l'eau cuitte quelque pure & monde qu'elle se recouure. Ceux-cy pour certain ne considerent point ce qui rend les choses differentes, & ne daignent recercher les causes, comme vous entendrez ayant leu ce traicté, auquel i'explique à plain ce paradoxe, ou contrarieté à l'opiniō commune. Ou si vous ne trouuez là vn langage si exquis, que vous pourriez desirer, vous le prendrez neantmoins en bonne part, sachāt que i'ay escript à la haste ce discours sans l'auoir peu polir, en intention de le remettre à la forge, & le reparer auec plus de loisir, quand vous l'aures leu, & comprins le sens de mes paroles.

Il y a en tout cinq diuersitez és eaux, qui se boiuent, à sçauoir celle de pluyes, de fontaines, de riuieres, de puits, & de maretz, ou eaux croupissantes, ceste derniere espece est d'vn chacun tenue pour mauuaise, mais les autres peuuent estre vtiles, si elles ont toutes les marques de bonté qui sont exposées par Galien à trois de nos sens, pour estre discernees quand il conseille de s'abstenir de celles que l'on voit troubles, de celles qui ont quelque odeur mauuaise qui offence, & de celles qui sont peu agreables au goust, pour estre ou salees, ou en somme tenir de quelque qualité qui se puisse cognoistre en les goustant, comme d'estre aspres & astringentes, sures ou aigres, acres & poignantes, ameres, nitreuses, voire tenans de la douceur, bien que l'on appelle volôtiers l'eau douce celle que l'on entend estre bonne à boire, mesmes Dioscoride selon sa coustume d'appeler doulx, tout ce qui est plaisant à boire dict, que pour la pluspart la meilleure eau est celle qui est pure & doulce, si est-ce toutefois que la bonne eau n'est point doulce au goust, comme est le miel, le succre, ou le laict, & ne doit tenir d'aucune des qualitez susdictes, qui est la cause pourquoy on l'appelle doulce, voulant entendre seulement qu'elle est plaisante & agreable, car la puanteur en l'eau n'est pas le seul vice d'icelle, mais toute saueur quelle qu'elle soit, encor qu'elle plust, comme dict Pline, & est requis auec cela qu'elle soit claire, pure, non blanche comme le laict, mais qu'elle naye mesme aucune couleur, & que l'on ny voye point d'ordure nager par dessus, ainsi que si on l'auoit diligemment passée & coulée. C'est pourquoy la meilleure & plus parfaicte eau est dicte par les Grecs ἄποιον, c'est à dire sans qualité: Pource à mon aduis que ses qualitez ne sont point communes aux autres choses, & ne peuuēt bonnemēt estre exprimées par paroles. Car celles qu'elle represente aux yeux, au nez & au goust, n'ont point de nom qui soit commun aux couleurs, aux odeurs, aux saueurs, ny à leurs differences. Ainsi l'on appelle les courges & autres semblables choses cõmunement ἄποια, sans qualitez, dict Galien, pour les mieux donner à entendre pour n'auoir aucune saueur euidente, sinon que l'on voulust dire qu'il y en eust quelqu'vne qui ne fust ny acre ny aigre, ny amere, & ne tint rien de tout cela que l'on puisse apperceuoir, comme ne faict l'eau mesme. Pline pour bien monstrer que l'eau ne doit auoir aucune qualité dict, que celle qui est salubre doit estre fort semblable à l'air, d'autant que l'air bien pur ne represente aux yeux, ny aux nez, ny au goust aucune qualité.

Outre ce on adiouste à ces trois marques & preuues exposées au iugement de trois de nos sens, la quatriesme qui est la plus importante de toutes, & laquelle semble aussi auoir rapport à vn de nos sens, qui est l'atouchement, moyennant lequel seul nous pouuons iuger de la legereté & pesanteur des choses. Or est-il que la legereté est vne des principales vertus, dont la bonne eau est doüée laquelle ne se peut bien cognoistre, que quand on l'a dans l'estomach & parmy les hypochondres, d'autant que comme és choses qui se prennent pour la nourriture, cela est dit leger qui ne presse point, & ne sapesantit: ainsi l'eau qui passe aysément par les entrailles, sans empescher les conduicts des hypochondres par sa pesanteur & tardiueté, est à bon droict tenüe pour tres-legere, & n'est beſoin d'en cercher vne plus ſaine, car ceſte la l'eſt par excellence. Ce n'eſt donc pas aſſez de faire bõnes eſpreuues à la veüe, à l'odeur, & au gouſt, qui ſont ſens qui deſcouurent bien les marques de la bonté des eaux, mais il faut encor paſſer à cet autre eſpreuue qui eſt la ſupreme, & par maniere de dire le dernier reſſort. Eſtãt certain, dit Gallien, qu'vne eau a beau eſtre claire & nette à l'œil, & plaiſante au gouſt, ſi nonobſtãt cela elle ſ'arreſte parmy les entrailles, elle n'eſt point ſans vice. Parquoy les trois ſens ſuſdicts nous ſeront comme auantcoureurs, auſquels ſi de premier abord l'eau n'eſt agreable, il n'en faudra point vſer, car n'eſtant par iceux approuuée, elle ſera ſans doute faſcheuſe aux inteſtins. Dõt toutesfois l'on ne doit faire touſiours conſequence au contraire. Car il ſe peut bien faire que l'eau qui ſera difficile à digerer ne monſtre ceſte malignité aux ſens exterieurs. Et de faict il s'en trouuera des exemples de toutes qualitez, qui ne seront toutesfois legeres. Parquoy les autres ſignes de la bonté de l'eau ne ſont obſeruez, ſinon pour paruenir à ceſtui-cy qui eſt le principal, d'autãt que l'eau qui n'a pris d'ailleurs aucune qualité doit eſtre reputée d'vne ſubtile & legere ſuſtance, comme ainſi ſoit que le meſlange de quelque autre choſe imprime à l'eau vne qualité notable, & faict que deuenant eſpoiſſe elle eſt auſſi neceſſairement peſante. Ce qui ſ'apperçoit, parce qu'elle charge & trauaille l'estomach,& quãt l'estomach & les parties subjettes, que l'on appelle hypochondres, s'enflent, ce qui est nõ seulemẽt ennuieux, mais tres-nuisant: D'autant que le bruuage se prend affin que les parcelles de la viande s'entremeslent mieux dans l'estomach, & que le suc d'icelles passe plus aysément au foye, & dãs les veines. A quoy faire n'est pas propre vne matiere pesante, & c'est pourquoy la legereté & subtilité de l'eau est tant recommandée. Mais comment peut estre caché à la veüe, à la senteur & au goust, le vice de l'eau, qui n'est apperçeu que par le sentimẽt des hypochõdres? Parce que la terre qui est pure & simple ne monstre auoir aucune qualité, non plus que l'eau, & partant estant meslée, elle ne se faict cognoistre que par son poids, & ne peut estre apperceue auec l'eau, sinon par longue obseruation. Parquoy à bon droict Galien admoneste pour le plus seur de faire iugement d'vne eau apres l'espreuue des autres sens par l'experience mesme, autrement il peut aduenir que celle que l'on estimera estre bonne, se trouuera pesante, & chargera les hypochondres. Palladius aussi ne se contente pas que l'on prenne garde à la couleur, à l'odeur, & à la saueur des eaux, ny mesmes aux lieux d'ou elles saillent, parce que souuent nature ayant conserué toutes ces choses en apparence, nous garde vne malignité cachée, & pource il nous aduertit de prẽdre cognoissance des eaux par l'habitude & santé

santé des gents du païs. Mais la malice & nuysance qui git en la pesanteur de l'eau, est encore plus couuerte, car elle ne se cognoist pas mesme à la balance, qui seroit chose grossiere, & de peu d'art, mais par le seul sentiment des entrailles, comme il a esté dit, qui est iugement infaillible, & digne du Medecin rational. Or si vous desirez sçauoir quelque signe certain de la legereté des eaux auant que d'en boire, ne vous fiāt que bien à point, à ce qu'en apperçoiuent les autres sens (ce qui est bien meilleur & plus asseuré que d'esprouuer à son dan la qualité d'vn bruuage incogneu) il faut prendre vne piece de bois ronde, & la mettre dans diuerses eaux separees, à sçauoir de puits, de fontaine, de cisterne, de riuiere, & vous verres qu'elle ira plustost au fonds en celle qui sera plus nette & plus legere. Car celle qui est plus legere est plus subtile, & faict moins de resistance à vn autre corps que l'on met dedans, lespesseur rendant l'eau plus pesante & moins penetrable, comme l'eau de la mer, laquelle par ceste raison soustient des charges tres-grandes. Et le lac de Palestine que l'on appelle de Sodome, à cause des montaignes ainsi nommées qui l'enuironnēt: Dont l'eau est comme bourbeuse, & porte toutes choses à cause de son espesseur & pesanteur, & n'y a rien qui puisse aller à fonds, non pas si l'on y iettoit vn homme qui eust les pieds & les mains liées, ainsi que dit Galien apres Aristote, & que l'atteste aussi Pline, lequel escript que le mesme aduient en Arethuse de la grande Armenie, ou rien ne se peut submerger, ny pareillement au lac d'Aphrique, dit Apuscidam, ou toutes choses flottent, comme aussi en la fontaine de Sicile nommee Pythia, & au lac des Medois appelé le lac de Saturne. Ainsi par le moyen d'vn rouleau de bois vous cognoistrez la subtilité de l'eau, & parlà sa legereté, qualitez, qui l'entresuiuent en accompagnant l'vne l'autre. Et est telle espreuue bien plus ingenieuse que celle de la balance. Autre moyen plus secret & beaucoup plus subtil est enseigné par le diuin Hippocrate, c'est que celle d'entre les eaux est tres-legere, qui reçoit plustost la chaleur ou la froidure. Il appelle legere celle qui ne charge point l'estomach, & passe, & se digere plus promptement. Si Hippocrate eust voulu que l'eau pure & legere se cogneust par le poids, il l'a pouuoit renuoyer au iugement propre & commun des choses qui le poisent, & s'en esclaircir auec le marc & les balances, & ainsi nous eust proposé ce grand aucteur chose de peu de moment sans recercher auec peine & circuit, ce qu'il eust peu incontinent & facilement trouuer. Par lesquelles paroles Galien ouuertement monstre de quelle legereté les anciens ont voulu entendre, quand ils ont tãt prisé l'eau legere, qui vient d'vne subtilité de sa substãce, laquelle reçoit sans repugnance, tantost l'vne tantost l'autre, de ces deux contraires qualitez, entant que quād l'eau est plus subtile, elle souffre plustost alteration, & celle est plus subtile & pure qui tient moins de limon terrestre. Ce n'est donc point (dit Galien) auec le poids & la balance que Hippocrates fait iugement de la bonne eau, mais de ce que promptement elle s'echauffe & soudainement aussi elle se refroidit. Ce signe ne conuient nullement aux eaux qui sont bourbeuses, puātes, ou qui laissent quelque mauuais goust, ny à celles qui sont infectées par la mixtiō d'vn air corrompu, ou par quelque autre vice naturel & peculier, procedāt d'vne cause incogneue. Mais est apperceu en celle seule qui est exempte de toutes ces qualitez, celle qui est des parties subtiles est aisee à digerer, & passe legerement par les entrailles, & non seulement en peu de temps, estant approchee du feu exterieur, mais approchant de la chaleur naturelle, elle se change aysement. Et comme la viande est louée qui est surmontée & cuite par l'estomach sans difficulté, ainsi en est il de l'eau. A cela adjouste Galien vn autre remarque presque semblable des herbages, legumes, chairs & racines, que l'ō fait bouillir, lesquelles se cuisent promptement dans vne bōne eau, mais fort tard dans celle qui est mauuaise, à leur suite Aëtius expose la mesme chose en peu de paroles. Nous experimentons (dit-il) la bonté de l'eau en ce qu'elle s'eschauffe & se refroidit promptement, & que en icelle la chair, & toutes autres choses se cuisent facilement, & partant nous asseure qu'elle cuit aussi parfaictement la viande dans l'estomach, car il faut necessairement confesser, que sans l'eau la nourriture ne se peut cuire, non plus qu'on ne peut faire aucun bon bouillon sans eau. Mais il n'appert point encor pourquoy c'est que plusieurs pensent aujourd'huy qu'il faille rejetter l'experiẽce de la legereté des eaux qui se faict par la balãce, estimãs que ce n'est pas de l'opiniõ d'Hippocrate ny de Galiẽ. L'eau qui se monstre ainsi legere, pourquoy n'aura elle les autres marques de legereté, puis qu'il semble par la qu'elle tienne plus de l'air, & partant est en toutes sortes plus legere? La legereté de la substance n'argue elle pas la subtilité qui reçoit aysement alteratiõ? A la verité il ne se peut faire que par l'espreuue de la balãce l'on ne cognoisse bien qu'elles eaux sont plus legeres & plus subtiles, & plus subjectes à changement. Mais par ce que cet examen est par trop vulgaire & sans art, les Medecins n'en fõt pas estat, & pour ce ils ayment mieux juger de la legereté ou pesanteur de l'eau, ou par le sentimẽt des hypochõdres, qui sõt signes certains & infalibles, mais pl⁹ cachez, afin qu'ils paroissent plus sçauãts, & soient estimés du vulgaire. A ce doute respond ainsi Ægynete disãt, que plusieurs examinẽt l'eau au poids pensans que la plus legere soit la meilleure. Si ceste marque est auec les autres, elle est approuuée, mais si elle est seule, elle ne suffit pas à monstrer la pureté de l'eau. Et Pline dit qu'aucuns qui iugent si les eaux sont saines par la balance, vsent d'vne diligence qui les trompe, veu qu'il aduient peu souuent que l'vne soit plus legere que l'autre, ny aiant presque difference aucune du poids entre les eaux, & que la plus certaine subtilité est, que entre celles qui sõt pareilles, la meilleure est celle qui s'eschauffe & se refroidit fort promptement. De mesme Celsus escriuant de la nature des bonnes eaux dit, l'eau legere se void aux poids, mais entre les pareilles, celles sont les meilleures, qui plustost sont eschauffées ou refroidies, & dans lesquelles les legumes se cuisent plus tost.

De ce que dit est l'on peut recueillir que l'eau est louée pour tresbonne, qui ne tient d'aucune qualité acquise, en laquelle vn rouleau de bois plongé descend promptement au fonds, qui est legere au poids, qui tost est chaude, & tost se refroidit, dans laquelle toutes choses se cuisent aysément, qui ne charge point les hypochondres, & quãd on void le peuple qui en boit auoir bonne couleur. Paul Eginete apres Galien & Hippocrate estime l'eau estre vtile qui est froide en Esté & chaude en Hyuer. Vitruue tient pour espreuue de la bonté de l'eau, si estãt mise dans vn vaisseau de cuiure, & puis esparse, elle ne laisse aucune tache, il dit aussi qu'elle est tresbonne quand la laissant refroidir & rassoit dans vn chauderon, la vuidãt apres l'on ne void au fonds ny sable ny limon. Palladius rapporte les mesmes choses, ou il enseigne d'esprouuer l'eau dõt l'on n'a encor vsé. Aucuns pensent que ce soit vn signe de bonne eau quand on void croistre autour d'vne fontaine ou d'vn puits de l'herbe appelée *Capillus veneris* : ce qui à la verité montre qu'en ce lieu il y a beaucoup d'humidité, mais n'argue nullement la bonté des eaux, car cette herbe foisonne aussi biẽ ou l'eau est mauuaise, ainsi que le menu jonc, les cãnes, le lierre, l'agnus castus, l'aulne, le saule, la grenouillette, & autres plantes qui veulent estre abruuees.

L'eau de puits est froide, terrestre, difficile à vuider & à passer, dit Æce. Et Auicẽne l'appelle mauuaise, pour estre communément terrestre, comme estant enclose en lieu estroit, & en laquelle il est necessaire qu'il y ait de la matiere pourrissante, d'autant que les rayons du soleil ny peuuent attaindre, ny euenter & netoyer ces vapeurs sujettes à corruption. Tellement que quãd vn puits est plus parfond, l'eau en est plus froide & pesante, ne si pouuant mesler l'air exterieur. Par ou l'opinion du vulgaire est condamnée, qui loüe les plus profond puits. Car si leau de fontaine qui court au soleil couchant est blamée, cõme peut on faire compte de celle que le soleil ne void iamais? Les legumes montrẽt que l'eau de puits est plus dure, parce qu'ils ne ſi peuuẽt preſques amolir apres y auoir trempé long temps: là où celle de fontaine ou de riuiere les rend tendres, & les cuit treſbien: & nous auons remarqué pour vn vice des eaux, quand les legumes, les chairs, & autres choſes ne s'y cuiſent point bien: Partant nous inferons que l'eau de puits eſt fort eſpoiſſe & difficile à receuoir alteration & changement.

L'eau de riuiere par raiſon tient le milieu entre celle de puits & de fontaine, nonobſtãt que Æce blaſme toutes eaux de fleuues, cõme auſſi celles des lacs & eſtangs, excepté celle du Nil. Car à peine, dit-il, ſe peut elle cuire, & ſi elle deſſeche & altere, principalement ſi la riuiere paſſe par lieux infects & mal ſains. Entre les eaux de riuiere les meilleures ſont de celles qui fluent ſeulement de leurs propres & perpetuelles ſources, & ne reçoiuent point d'autres fleuues. Par leſquelles paroles à mon aduis il veut entendre que l'eau de riuiere eſt pire que celle de fõtaine, d'autant qu'elle eſt plus eſpoiſſe & plus aſtringente. Car eſtant l'onde d'vn fleuue deſcouuerte au long & au large, elle eſt fort eſprouuée par la chaleur du ſoleil, qui fait vne continuelle diſſipation des parties plus ſubtiles de ſa ſubſtãce, & tant plus quand la riuiere coule plus doucemẽt. Car les vapeurs ſõt beaucoup moins attirées des eaux roides & impetueuſes, que de celles qui dorment, qui ſont deux raiſons par leſquelles la mer eſt amere & ſalee. Car eſtant cet element ample,& de ſoy poſé, la portion plus douce de ſon eau, laquelle eſt auſſi plus ſubtile & legere,& plus ſuperficielle, en eſt rauie par la chaleur du ſoleil : leau de riuiere eſt donc tenue meilleure quād elle eſt priſe pl⁹ prez de ſa ſource,& qu'elle n'eſt point meſlee auec celle d'autres fleuues,cōme veut Æce. Par ou nous concluōs que le lict de cette eau ne doit point eſtre grandemēt large,mais eſtroit,puis que c'eſt vne riuiere faite ſeulemēt de quelques fontaines,& qui n'a pas encore couru loin de ſa ſource, & partāt que le ſoleil ne l'a peu beaucoup eſmouuoir ny effleurer,ſinon poſſible tant que beſoin eſt à moderer ſa crudité. Toutefois Auicenne eſtime que l'eau d'vn fleuue ſe fait meilleure quād plus elle a couru loin de ſa ſource,& ameine quatre cauſes de l'incōparable bōté que l'on attribue a leau du Nil: Dont la premiere eſt la longueur de ſon cours : la ſeconde la netteté & excellence de la region par ou le fleuue paſſe : la troiſieſme, parce que coulant du Midy au Septentrion, il eſtime que l'eau en eſt rendue plus ſubtile : la quatrieſme eſt qu'a cette bonté confere la grādeur ou quantité deſ-meſurée de ſes eaux. Ariſtote apres auoir publié le Nil pour eſtre treſ-fecond & fort nourriſſant dit,que cela vient de ce que le ſoleil cuit moderément ces eaux. Soit doncques vray que leau à meſure qu'elle court auant ſe trouue plus ſaine, pourueu que par trop longue courſe la riuiere ne

perde

ne perde le meilleur de sa substãce. Au reste il se trouue des riuieres troubles & bourbeuses, dõt les gens du païs vsent sans nuisance, en coulant leau par vn linge, ou du drap, ou bien la laissant rasseoir dans des vaisseaux quelque temps, affin que la terre aille au fonds. Pline donne vn signe de bonté à l'eau d'vne riuiere trouble, si l'on y trouue force anguilles, autrement il dit qu'elle est mauuaise.

Les eaux des estangs sont bourbeuses & pesantes, & d'autant qu'elles reposent cõme mortes, elles se putrefient, elles sentẽt aussi fort mal, & font vne residence gluante, puante, & croupie, laissent au fonds dans les seaux vne certaine crouste pierreuse, & engendrent des sangsues, & autres vilains animaux, telles sont du tout à rejetter. Mais toutes eaux qui s'escoulent sont vtiles, car elles se purifient en courãt & en heurtant, & se debattant elles s'amendent, cõme dit Pline. Celles des lacs pour estre perpetuelles sont estimées moins mauuaises que celles des marets & estangs, lesquelles ne sont ordinaires, s'amassant en hyuer & sechantes volontier en Esté.

L'eau du ciel ou pluuiale est estimée la plus legere de toutes, & comme dit Æce de plus facile transmutation. Valerius toutesfois parlant apres Pline, dit, que ceux se trompent qui prisent l'eau de pluie entant qu'elle est tres-legere, fondans cette legereté sur ce quelle a peu s'entretenir ſuſpendüe en l'air, & diſans par cette meſme raiſon que les neges & glaces que l'on ſçait eſtre plus legeres que les pluies, eſtans fondües & reſolües en eaux doiuent eſtre preferées, leſquelles toutesfois ſont reprouuées à bon droit. Cette queſtion eſt reſolüe par Paul Æginete, qui dit, que leau de glace & de nege eſt la pire qui ſoit, parce que par la congelation des eaux, les plus ſubtiles parties en ſont extraites, & cõme tirées à force. Pour certain Hippocrates tiẽt l'eau de nege encore plus mauuaiſe que celle de glace, & qu'elle cauſe la pierre, difficulté d'vrine, & douleurs de reins. La raiſõ fut cõme parle Ariſtote, ainſi que la recite Gellius, diſant que l'eau de nege eſt nourriſſante & foiſonnãte pour les bleds & pour les arbres, mais aux homes qui en boiuẽt trop, elle n'eſt ſalutaire, car elle engẽdre peu à peu des corruptions d'humeurs, & des maladies de longue durée dans les entrailles, & que celles que les Grecs appellent chriſtal, eſt plus fermement & ſolidairement preſſée, parce que quãd l'eau eſt priſe & ſ'endurcit par la froidure, il eſt neceſſaire qu'il ſi face euaporation, & que certain air ſubtil ſorte comme par expreſſion. Or ce qui ſ'euapore ainſi, eſt ce qui eſt plus leger en l'eau, & ce qui demeure eſt la partie pl' peſante, groſſiere, & plus ſale, & par conſequẽt plus mal ſaine, laquelle eſtant agitée par l'air, prend couleur & forme deſcume. Et qu'il ſoit vray, en la nege le meilleur ſ'en va en l'air, il appert, parce qu'elle est restreinte & reduite à moins de ce qu'elle e stoit, auant qu'elle fust figée & prise. Mais l'eau des pluies n'est nullement pesante,& est fort douce,& estimée d'vne pureté & subtilité non vulgaire, tesmoin Hippocrat qui baille ces titres expres entre les eaux à celles de pluies d'estre tres-legeres, tres-douces, tres-claires & tres-subtiles : d'autant que ce ne sont que vapeurs enleuées par le soleil, lequel attire ce qui est plus leger & subtil. Pour ces mesmes raisons elles sont aussi louées par Vitruue, disant, que les eaux qui sont amassees des pluies, ont des vertus plus salutaires que les autres, comme celles qui sont faites de ce qui est plus rare & le plus exquis en toutes les sources & fontaines, & qu'estant depuits ce qui est attiré, remué en l'air, & comme coulé & passé par le tamis des vents, il tombe en liqueur à terre. Auerroës pareillemẽt sur ce cantique, Que l'eau de pluie plus pure surpasse toutes autres, dit ces propres mots: leau de pluie est tresbõne & plus exquise sans comparaison que celle des riuieres ou des fontaines : joint que ceux qui sont expers au menage des champs preferent leau celeste à toutes autres pour boire. Parquoy ie m'esbahis de Galien qui la rejette, soit aux compositions, soit en l'vsage commun. Et pourquoy seroit elle meilleure que les autres, puis qu'elle est plus aisée à se corrompre qu'aucune autre ? A ce doute respond Æginete, qu'il ne faut pas estimer mauuaiſe l'eau pour ſe corrompre facilement: Au contraire la facilité de ſ'alterer & chãger en vne eau, doit eſtre pluſtoſt remarquée pour vne perfection que pour vn vice, & tenuë pour treſ-ſaine celle qui ayãt ces ſignes de bonté vient toſt à ſe putrefier. Car cõme dit Galien, ce qui ſe cuit facilement, ſ'altere & corrompt auſſi facilement : Et au contraire ce qui eſt de difficile concoction ne ſe change ny corrompt qu'auec difficulté. Pline veut que l'eau de ciſterne ſoit remuée quãd il dit, que les eaux d'ormãtes, & repoſantes ſont par raiſon condamnées par les Medecins, & qu'il ſ'emerueille que les eaux de ciſterne ſoyent approuuées par aucuns. Auquel il faut reſpõdre, que les autres eaux qui ſont encores crues, & n'ont rien laiſſé de leur propre naturel, ſont rendues meilleures par l'agitation, mais que celles des pluies ayans eſté ja fort maniées, diſperſées, & remuées en l'air, ſe peuuent fort bien conſeruer repoſantes, ſi elles ſont receües en lieu pur & net. Au reſte l'on voit que leau du ciel a tous les ſignes ſuſmentionnez de bonté qu'elle eſt treſ-douce, & treſ-ſubtile & treſ-pure, qu'en icelle vn rouleau de bois va plus toſt au fonds qu'en aucune autre, qu'elle eſt plus legere à la balance, qu'elle ſ'eſchauffe & ſe refroidit auſſi toſt, qu'elle ne charge nullement les hypochondres, mais penetre & paſſe legerement, & qu'elle n'a nulle apparente qualité, ſoit en la couleur, ſoit en l'odeur ou au goust. Et de ma part ie n'en veux autre tesmoignage que celuy de monsieur Rondelet qui ne boit que de leau, le iugement duquel aigu & solide i'admire en toutes choses. Ce personage prefere l'eau de pluie, nõ seulemẽt pour la santé, mais aussi pour estre sur toutes aggreable au goust, & m'a enseigné à l'estimer. Mais il faut prendre garde que la cisterne ou l'on la veut faire couler & garder soit bonne & bien nette, & que leau n'apporte quelque ordure des tuilles qu'elle laue, ou des canaux par ou elle coule & passe. Nous tenons les canaux de terre cuite pour les meilleurs & plus sains: ceux de plomb rendent les eaux nuisantes à cause de la ceruse, qui se fait du plomb battu, laquelle est dangereuse aux corps humains, ainsi que nous aduertit Palladius.

Hippocrate conseille de s'abstenir de l'eau qui vient auec tourmente & vehemence, tempeste de vente, approuue toutefois celle qui tombe quand il tonne, mais sur toutes il fait compte de l'eau de la pluie qui viẽt en sa saison, asçauoir aux jours caniculaires, apres & auant iceux, en l'espace de quarante jours, comme les fruicts qui meurissent durans ce temps là sont appelez fruicts assaisonnez, ainsi que l'enseigne Galien mesme. Plutarque dit qu'entre les eaux de pluie, celles sont plus propres à arrouser, qui tombent, estant l'air esmeu par le tonnere & par la foudre, que nous pouuons appeler fouldreuſes à l'imitation des Grecs. Mais Galien tiẽt que l'eau de pluie qui tombe doucement au milieu de l'Eſté eſt la bonne & mieux aſſaiſonnée, comme celle qui vient en ſon temps, propre & communable. Pource que les vapeurs ſubtiliſées par la chaleur de celle ſaiſon ſe diſſipent & reduiſent en air inſenſible, voltigent & montẽt en haut, tãt que nous no⁹ en apperceuõs: Apres ſuruenant quelque rafraichiſſemẽt par les vents qui ſoufflent & reſſoufflẽt entre eux, l'eau ſ'epeſſit, ramaſſant derechef ces vapeurs qui ſ'eſtoient ſubtiliſées, & les reduit en liqueur & eau ſenſible, faiſant celle pluie que nous appelons aſſaiſonnée la meilleure de toutes, pour auoir eſté auparauant ſubtiliſée, & comme façonnée par la chaleur de l'air. Et quant à celles qui viennent auec le tonnerre, leſquelles Hippocrate loüe, il eſt certain qu'elles ne recouurẽt iamais leur naturelle fraicheur, mais demeurẽt tiedes, comme ayans paſſé par le feu, & ce qui n'eſt pas de petite importance, elles font venir les poux. Mais les eaux de pluie telles que nous diſons receuës en leur temps, & tenuës en lieux nets, font ſans doute vn bruuage incomparable, & le plus conuenable qui ſoit à toute creature viuãte, ne pouuant meſmes aucune nourriture eſtre propre, prouenante de la terre, ny cõuenable aux plantes, ſi elle n'eſt meſlée auec l'humeur qui tombe du ciel, comme nous montrerons cy apres. Ce qui demontre euidemment qu'en elle quelque diuine nature eſt cachée, & qu'elle a en ſoy ie ne ſçay quoy du tout neceſſaire à la vie & accroiſſement des choſes. Pline, excellent auteur de l'hiſtoire naturelle, expoſant le naturel des poiſſons, dit, qu'ils ſ'eſiouiſſent des pluies legeres, & ſ'en nourriſſent, & que les cannes & roſeaux, quoy que nais dans les marets, ne peuuent croiſtre ſans pluie: Et que les poiſſons qui ſont continuellement dans vne meſme eau, ſ'il ne vient à pluuoir, meurent. Ce que cet auteur latin dit, eſt confirmé par les paroles d'Ariſtote: Les poiſſons, dit-il, pour la pluſ-part viuent biē aux années pluuieuſes, entant que lors, non ſeulement ils trouuent plus de mangeaille. Mais en quelque façō que ce ſoit, l'humeur pluuial leur eſt profitable, ainſi que aux choſes que la terre produit. Car combien que nous arrouſions les herbes que nous mangeons, ſi eſt-ce que cela ne les fait point tant profiter que la pluie, ce qui ſe voit auſſi aux roſeaux qui viennent dedans les lacs, leſquels ne croiſſent preſque point ſinō qu'ils ſoyent aidez par les eaux des pluies. Vous diriez que l'humeur reſolu en vapeur d'vne legereté naturelle eſtant monté en haut, emprunte du ciel & des aſtres vne vertu viuifiante, & la departit apres à toutes choſes. Laïtus és eſcrits de Plutarque penſoit que la cauſe ou raiſon de ce que par les eaux des pluies, les arbres & les ſemences auſſi bien que les poiſſons croiſſent plus toſt que par celles des ruiſſeaux, fuſt pour ce que la pluie tombant, fait entrouurir la terre par la force du coup, & se fait voye pour paruenir iusques aux racines. Ce que toutesfois ne semble point veritable, car pourquoy est-ce que les plantes qui viennent dans les marets & y ont leurs racines, ne croissent point si elles ne reçoiuent la pluie en leur saison ? Possible y a il plus de verité en ce que dit Aristote, c'est que l'eau de la pluie leur semble fresche & nouuelle, & que celle des marets, qu'elles ont de longue main est vieille & pourrie. Ceste autre obiection sera possible plus probale, & veritable, asçauoir que le cours des riuieres, & les sources tousiours coulantes des fontaines donnent de l'eau tousiours recente & nouuelle : Et pource Heraclite disoit que l'on n'entre point deux fois dans vn mesme fleuue, parce que incontinent suruient vne autre eau: Quoy que ce soit elles ne dõnent point si bonne nourriture que celles des pluies. Nes-ce doncques pas, dit Plutarque, pource que celle qui descent de l'air est plus legere ? Car si elle n'estoit tres-legere, elle ne pourroit pas remonter. Estant donc meslée auec vn certain air mouuant & leger, elle desloge promptement, & s'insinue parmy les plantes. C'est aussi par le moyen de l'air qui est meslé, que leau de la pluie fait des bouillons ou bouteilles en tombant. De la bõté de l'eau des pluies attestent *mesmes* les grenouilles, qui crient de joye, quand *elles* attendent la douceur de la pluie, de laquelle elles

elles donnent certain presage, en criant extraordinairement, & plus qu'elles n'ont accoustumé : ce que Aratus, Pline, & Virgile ont obserué. Ioint que l'eau des riuieres que l'on boit se trouue par tout meilleure & plus saine l'Hyuer que l'Esté, & que les eaux des marets, autremẽt pestilentes, sont lors moins nuisantes, ce qui dõne biẽ à cognoistre l'excellẽce de l'eau pluuiale, entant qu'elle a vertu d'oster la malignité d'vne liqueur venimeuse. Car telles eaux ne sont point amendées en l'hyuer seulement, parce que le soleil qui a accoustumé d'en escresmer la partie plus douce & legere est lors esloigné, mais aussi parce qu'en cette saison pleut plus souuent : Et partant en Esté elles demeurent plus espesses, plus aspres, & moins plaisantes. Sur ce Pline dit que toute eau est plus douce en Hyuer, moins en Esté, & point en Automne, & encores moins aux temps des sécheresses. Ce que les habitans de Rome, qui boiuent de l'eau du Tybre, & les Parisiens de celle de Seine, disent experimenter, notamment ceux qui demeurent sur les ponts. Ceux de Tolose qui ne boiuent que de l'eau de Garonne, fleuue tres-rauissant. Ceux de Monbrison qui ne goustent autre eau que celle de Vizese. Tous lesquels peuples trouuẽt que l'eau de leurs riuieres est beaucoup meilleure auant les grandes chaleurs. C'est doncques assez dit pour monstrer qu'entre les cinq sortes d'eaux sus-mentionnées, celle de pluie est la plus louable, & doit tenir le premier lieu, veu qu'elle reçoit entierement toutes les marques de bonté, celle de fontaine la suit pour la seconde en dignité, & pour la troisiesme celle de riuiere. Quand à celle de puits, elle est sans contredit moindre en bonté que les susdictes, meilleure toutefois que celles des lacs, laquelle vaut encor mieux que celle des estangs, ou marets, qui est la pire de toutes, & dōt l'on ne deuroit point boire. Ainsi le tient Corneille Celce disant, que la plus legere est l'eau de pluie, apres vient celle de fontaine, & puis celle de riuiere, apres suit celle des puits, & apres les susdittes, celle de neige, ou de glace, & qui plus pesante est, celle des lacs, & encores celle des marets.

Nous auons iusques icy recerché les marques de l'eau qui est bonne à boire, indifferemment appelée douce, & exemple de qualités par l'approbation des meilleurs auteurs, fondez en raisons & experience, & trouue que celle que le ciel par vne faueur commune baille coustumierement à tous les humains, est la plus recommandable, & laquelle Dieu fait pluuoir sur les bons & sur les mauuais, comme il est dit en l'Euangile. Tellement qu'il faut conclurre, que ceux qui ne font conte d'vser de cette eau, en bruuage, en cerchent vne autre, qui ne la vaut pas. Nous deuons & pouuōs pour certain nous en contenter, & ferions mieux d'vser de toute diligence à la bien receuoir & conseruer en sa pureté & netteté, que d'en desirer solemẽt d'autres, au detriment de nostre santé, ou nous amuser auec tant de soin à corriger celles que nous doutons estre moins saines & salutaires. L'on peut bastir des cisternes à peu de frais, moindres pour le moins qu'à faire des puits fort profonds, & les cõstruire en sorte que l'on les puisse auec facilité tenir nettes d'ordures, & de limõ. I'ay appris de plusieurs qu'és cisternes l'on garde non seulement l'eau, mais le vin fort long temps, sans qu'il se gaste: Et i'en ay veu vne à vin en vne maison de vilage, appartenante à monsieur Rondelet, mon bon & bien aymé precepteur. Il y a à Venise plusieurs cisternes publiques, & plus grand nombre aux maisons priuées. En la ville d'Aubenas, en Viuares, il n'y en a pas de cõmunes, mais il n'y a maison qui n'en ait vne. Ces peuples ne boiuent eau que de la pluie, & se portent tresbien. De mesmes en vne des Isles Canaries jadis fortunées, ou vne de ces Isles est ditte pluuiale, pource que l'on ny trouue autre eau pour boire que de pluie, cõme recite Pline. Mais parce que l'vsage des cisternes n'est pas par tout ( faute de cognoistre la bonté des eaux des pluies) ains seulement aux lieux ou l'on ne peut auoir ne puits, ne fõtaines: Et aussi parce que aduenant vne saison fort seche, les cisternes se vuident & demeurent sans eaux: Et mesmement que ceux qui en font des nouuelles, sont quelques moys sans qu'ils puissent auoir de l'eau qui ſoit bonne, iuſques à ce que le ciment dōt elles ſont enduites ſoit biē deſleché, & par pluſieurs fois humecté, laué, & eſſuyé, tāt que l'eau ne rende plus aucune ſaueur d'iceluy, par leſquels ils ſont contrains de boire autres eaux, quoy qu'ils ſoyent perſuadez que les pluuiales ſont les meilleures. A ces cauſes nous eſtimons qu'il ſera vtile & agreable ayans diſcouru ſur toutes les marques des plus ſaines eaux, de montrer comment on pourroit rendre bonnes celles qui ſont mauuaiſes, & emender les vices & liaiſons de nature : Surquoy nous conſeillons de tirer ſouuent de celle d'vn puits pour la rendre plus ſaine, pource qu'elle ſe fait meilleure par telle agitation, brouillement, & comme vn entreheurtement de l'eau, qui eſt la raiſon pourquoy les puits qui ſont publics & cōmuns, ont volontiers meilleure eau que ceux des maiſons particulieres, aſçauoir parce que l'eau eſt plus exercée & remuée, & que c'eſt ce qui la fait plus approuuer, comme Pline l'enſeigne. Et partant ceux qui ne permettent point libremēt à leurs voiſins de tirer de l'eau de leurs puits, ne ſont pas bien aduiſez. L'on ſçait que l'eau des conuents des moines eſt preſque touſjours la meilleure qui ſoit aux villes ou ils habitent, non pour autre raiſon que pource qu'*ils* la laiſſent libre & commune à tous, (comme ils ſont gens plains de charité enuers vn chacun) & delà la prennent les ſeruantes plus volontiers que des lieux publics. Il faut aussi que les puits soyent descouuers, affin qu'ils puissent receuoir l'eau du ciel quand il pleut. Car par icelle le vice de toutes eaux est corrigé, voire la malignité nettoyée d'vne liqueur qui seroit emprisonnée, cõme nous auons montré cy deuant, joint que nonobstant que le soleil ne puisse penetrer iusques a l'eau qui est fort profõde, pour le moins il tempere l'air qui y entre, en sorte qu'elle en peut acquerir quelque bonté.

Au surplus toute eau est rendue plus salutaire, & mesmes prend la couleur du vin, si l'on y laisse tremper l'herbe ditte *Amarathus*, que nous appelons Passeuelours, parce que la fleur retiẽt sa couleur sans se flettrir, en sorte qu'elle surpasse celle d'vn velours cramoisi, ou bien ou l'on aura faitboullir des racines doseille, qui sont artifices par lesquels nous auons accoustumé de tromper les febricitans, qui sont difficiles, & voudroyent boire du vin.

Il y a des viandes qui corrigent le vice de toutes les eaux vniuersellemẽt, dont nous aduertit Paul Æginete, disant qu'il y en a qui prennẽt deuant qu'en boire du boullon des pois, & mengent les pois mesmes: Autres vsent de l'herbe ditte *Caucalis*, boullie auec certaine sorte de petits poissons, ou du fenoil, autres des bettes, ou de la courge auec du sel, arrousée de vin bien trẽpé. Pline veut que lon iette du poliot broyé, ou en poussiere, dessus l'eau qui est moins saine, quand il en faut boire : Et particulierement à chaque ſorte d'eau, & leur nuiſance, dōnent remede les choſes que recite Æce en ces mots: Les nitreuſes ſont corrigées par les viandes qui rebouchent lacrimonie,& par le vin. Celles qui ſont graſſes & eſpeſſes, par celles qui inciſent & ſubtiliſent,comme l'ail. Les alumineuſes,par vn vin fort delicat,& par toutes choſes qui prouoquēt l'vrine, &laſchent le ventre. Celles qui nuiſent pour eſtre trop froides, doiuent eſtre priſes apres auoir mangé, non ſoudain toutefois, & à vn coup,dit Paul. & que par ce moyen eſt comme eſtourdi leur vice: Quoy que ce ſoit il ſeroit plus aſſuré & ſalutaire d'amender la mauuaiſe qualité de l'eau auant qu'en boire, que de penſer de remedier au naturel ſuſpect & malin d'icelle, apres que l'on l'a dans le corps. Ce qui ſe fait en y meſlant quelques autres choſes,comme dit eſt, ou bien par infuſion, les y faiſans tremper,ou meſmes cuire dedans, & d'abondār en les chauffant,ou refroidiſſant,les coulans,les faiſans boullir,les diſtillans,& autres manieres, dont nous parlerons cy apres. Car il ne faut pas preſter l'aureille à ceux qui penſent que la correction de toutes eaux ſe fait par la ſeule coctiō, combien que Pline ſemble eſtre de leur opiniō diſāt,que le remede aux eaux vicieuſes eſt de *les* faire cuire iuſques à deſchet de moitié: Car on ſ'aperceueroit aſſez toſt que ceſte maniere ne peut pas conuenir égalemėnt à toutes ſortes d'eaux, voiant & sentant qu'en boullant si longuement, elles deuiennent salées. Car tout ce qui se diminue & consume en boullant, deuiẽt tousiours plus salé, & en fin amer, comme l'enseigne Galien, & mesmes l'eau la plus parfaite qui soit, pour trop lõg temps cuire, acquiert en fin vne qualité salée. Ainsi voit on les justs des chairs moderémẽt salés, deuenir tres-salés, si on les fait vn peu longuement consumer en cuisant, en sorte qu'vne bonne partie de l'eau s'en aille en vapeur. Parquoy quand il dit qu'vne eau de fontaine qui se trouue naturellement mauuaise, est reduitte en meilleure nature en boullant, il adiouste prudemment, pourueu qu'elle ne cuise long temps, & que consumant en boullant elle ne deuienne salée: Car la saleure se fait quand les parties plus subtiles de l'eau deperissent en cuisant, & que les plus espesses se bruslent, ainsi qu'il se fait en l'eau de la mer, qui deuient salée, parce que le soleil par sa chaleur resout en vent ou en air tout ce qui est de plus subtil, & de plus doux en icelle. Plutarque au liure des causes de nature escript que durant le soleil d'Hymer, l'on sent l'eau marine moins amere au goust, & de cet euenement, qui est notoire à chacũ, il en adiouste la raison, qui est que parmy celle aspreté de la mer, il y a quelque douceur entremeslée; entant que plusieurs fleuues, & sans nombre, y deschargent leurs eaux, & que ce qui est doux, & est de soy leger, & partãt ſurnage ou flotte par deſſus, eſt incontinent raui, & attiré par la puiſſance du ſoleil, jettant & eſpandant la vertu de ſes rayons au long & au large durant les longs cours d'Eſté. Ce qui ne ſe peut faire en Hyuer, ou la force de cet aſtre eſt debilitée, parce qu'il eſt plus eſloigné. Et partãt il ſe fait lors beaucoup moins d'attraction de la mer, & par conſequent ſubſiſtant & y demeurant cette douceur, ce qu'il y a d'amer & de venimeux en icelle eſt rabatu, tempéré & aucunement adouci. Ce que nous confeſſons tant plus eſtre veritable, que nous cognoiſſons par experience que les eaux meſmes qui ſont propres à boire, empirent en la ſaiſon d'Eſté par ceſte raiſon, que le ſoleil rauageant lors largement en emporte & diminue par ſa force ce qui eſt de meilleur, & que touſiours la partie plus ſubtile & plus legere de leau ſurnage, & que les eaux douces qui courent & entrent dans la mer, ſont ſans doubte plus legeres ſelon Pline: Et meſmes entre les eaux douces il y en a que l'on void eſtre portées par deſſus les autres par long trait. Comme la riuiere qui entre au lac Fucin, que l'on appelle de Celano, l'Adda par le lac de Come, le Cicin, par le Lac majeur, le Mince, par celuy de Garde, l'Olio, par celuy d'Iſeo, & le Rhoſne, ſur le lac Leman ou de Geneue, d'autant que tant plus leau eſt douce, tant plus elle tend à auoir le deſſus, aidée par ſa naturelle ſubtilité & legereté. Par cette meſme raiſon il ſe fait qu'en qu'en la mer, ce qui est au-dessus, est plus salé & plus chaud que le dedans, selon Aristote, & que leau de puits que l'on boit est plus salée au haut qu'au fonds, encor qu'il semblast que ce d'eust estre le contraire, d'autant que ce qui est salé, est aussi plus pesant. Mais cela aduient par ce que le soleil & l'air enléuent continuellemẽt le plus leger de l'humeur, & ce qui est plus doux, & par consequent le plus leger, principalement le prenãt des plus prochains lieux, c'est à dire du dessus des eaux. Ainsi est la chaleur qui cuit & consume, rend leau moins aggreable, comme l'on voit aux corps des animaux, ou estãt entré l'humeur ou boisson pour la nourriture d'iceux, ce qui est de superflu, & s'est escoulé dans la vessie, est rendu salé & amer: car la chaleur naturelle a attiré du bruuage, ce qui est propre à ce conuertir en chair, & autres substances des corps: Ainsi en aduient-il des eaux, & specialement de celle de la mer: car estant en toutes ses parties également douce, ce qui s'en pourroit boire est prins & separé par la chaleur du soleil. C'est pourquoy ie m'esbahi que c'est que pensent ceux qui veulent que l'on face fort cuire toute l'eau indifferemment que l'on fait boire aux malades, attendu que par telle preparation ils ne la peuuent rendre que plus espesse, & moins douce qu'elle n'estoit auant qu'elle fust cuite. Pourquoy ne seroit elle plus saine sans cuire aux malades, à qui il en faut bailler, veu que les personnes ſaines qui ne boiuent que de leau en vſent, & ſ'en trouuent treſbien ? Eſt-ce pourautant qu'aux ſains leau plus ſubtile & plus legere eſt plus propre, & que celle qui eſt eſpeſſe & peſante conuient mieux aux malades ? Si la froideur eſt contraire à quelque maladie, ie n'empeſche pas que l'on ne la modere en la chauffant, mais que l'on la faſſe boullir, à peine y puiſ-je conſentir: Car quant à celle que Galien corrige en la cuiſant, il dit ouuertemẽt qu'il y a quelque vice : Partant il faut veoir à quelles eaux la cuiſſon eſt profitable, & par quelle raiſon on les peut ainſi amender. Nous trouuons qu'il y a trois ſortes d'eaux auſquelles le boullir eſt vtile, la premiere eſt celle de marets qui eſt bourbeuſe, limonneuſe, de mauuais odeur, & a autre peruerſe qualité euidente, telle que celle que Galien conſeille de cuire, parce qu'apres qu'elle eſt refroidie, elle pert ceſte puanteur, cauſée le plus ſouuent de pourriture, & que toute la partie groſſiere & terreſtre, laquelle eſtoit broullée & confuſe par tout, auant qu'elle ſente la chaleur, va facilement au fonds ; parce que en toute liqueur qui contient pluſieurs matieres de diuerſes natures, leſquelles meſlées, & eſpandues par le menu la compoſent, il ſi fait aiſément reſolution d'icelle ſi vous la chauffez, & puis la laiſſez refroidir : car la chaleur ſepare ce qui eſt naturellement diuers, & en l'eſcartant elle raſſemble ce qui eſt ſemblable, & de meſme nature : tellement que partie s'en va en fumée, partie se reduit en escume, partie demeure autour du vaisseau, & partie descẽd au fonds d'iceluy. Ce qui se fait mieux apres que la liqueur est refroidie, parce que quand elle boullonne encore, ou incontinent apres, auant qu'elle soit refroidie & rassise, toutes les parcelles sont encor cõfuses, mesmes les plus grossieres sont portees en haut, & flottent. Mais quand le mouuemẽt est cessé, & que l'humeur estant suffisamment reposée, est refroidie, ce qui est pesant & terrestre est porté par le poids qu'il a de nature au fõds, & ce qui est leger & aqueux se tient au dessus. Ainsi se purifie vne eau en tirant d'icelle les choses diuerses, qui la rendoient par leur meslange bourbeuse, puante & de mauuais goust. Mais pour auoir cuit, purifiée & meliorée ainsi vne eau de marets, & de mauuais odeur, elle n'est point tellement corrigée de toute mauuaise qualité, que sa condition ne soit encor suspecte. Parquoy il n'est pas seur d'en vser ainsi seule, mais la faut tẽperer auec du vin, apres qu'elle aura cuit, selon le conseil d'Æginete. Ætius dit que non seulement il la faut cuire auant en des vaisseaux de terre, mais qu'apres estre refroidie à son aise, il la faut rechauffer pour la boire, parce qu'ainsi prise, elle descent plus aisément, & passe plus facilement par les hypochondres, la chaleur qui est en icelle la faisant penetrer. Toutesfois parce qu'il ny a aucun animal qui aime à boire chaud, telle boiſſon n'eſtant naturelle, qu'elle ne ſoit point du tout froide : car meſme celle qui eſt tiede fait venir enuie de vomir. Selon ce ſens me ſemble que doiuent eſtre priſées auſſi les paroles de Galien, quand il dit, qu'il eſt d'aduis que l'on ſ'abſtienne de l'eau qui peſe & charge les hypochõdres, parce qu'elle eſt froide & du tout cruë, mais qu'il ne defend pas d'vſer de celle qui eſt chauffée, il entend dire que l'on la face premierement boullir, pour oſter la crudité, puis apres qu'elle a eſté cuite, que l'on n'en boiue pas, ſi elle eſtant refroidie, qu'elle euſt repris ſon premier naturel. Car telle eau ſeroit nuiſante, n'eſtant exempte de ſoupçon, celle qui retient ainſi ſa froideur. L'autre ſorte d'eaux qui ſe corrigent pour les boullir, ſont celles qui n'offenſent ny le gouſt ny l'odorat, & ſi ſont fort plaiſantes à l'œil, neantmoins on ſent qu'elles demeurent long temps en l'eſtomach, enflent, trauaillent, & chargent fort les hypochõdres. Telle eau ſi on ne la veut faire cuire du tout, pour le moins il la faut faire chauffer, dit Galien. A icelle ſont cõformes les eaux qui ont attiré quelque malignité de l'air corrompu qui ſi meſle, ou qui d'elles meſmes ſont ainſi malignes, ſans que l'on en cognoiſſe la cauſe: ce vice eſt treſbien conſommé & chaſſé par la chaleur & force du feu.

La troiſieſme & derniere maniere *eſt* l'eau du tout cruë (car comme pour rendre meilleures à manger plusieurs herbes, grains, fruicts,& chairs d'animaux, nous les preparons & les faisons premierement boullir) il y en a aussi plusieurs autres que nous mangeons cruës, sans qu'elles nous facent mal. Ainsi en prend-il des eaux, dont il y a aucunes qui nous nuiroient, si nous les prenions cruës, & que nous ne changissions leurs mauuaises qualitez en meilleure, en les cuisant. Ces eaux crues estoient appelées par les anciens indomptées, comme l'atteste Galien: ainsi que certaines legumes, qui ne cuisent qu'auec difficulté,& à force. Ce sont volontiers celles qui ont le soleil par derriere, & ne courēt contre le leuant, & celles des puits qui ne sont iamais atteintes de ses rayons, lesquelles parce sont espesses, froides, grossieres, & consequemment cruës, & vraiment indomptées & farouches: & si elles ne sont subtilisées, rarifiées, eschauffées & assaisonnées par le leuain de quelque artifice, elles sont tousiours mauuaises, pesantes dās les entrailles, venteuses, lentes, & nuisantes par leur froideur, dōt le remede de les remuer souuēt par agitatiō continuelle, vehemente,& comme si on les vouloit piler & mettre en pieces, les battre auec des perches & bastons: comme l'on void faire à ceux qui abreuuent les cheuaux d'eau de puits, qu'ils estimēt estre cruë, lesquels y meslent quelque fois de la farine ou du son qui corrigent par leur naïue chaleur la crudité, & la cuisent en certaine façon.

Autres ayans fait boire de l'eau aux cheuaux, ſans qu'ils l'ayent ainſi façonnée, leur donnent carriere, à ce que par la courſe, l'eau qu'ils ont beuë ſ'eſchauffe, & par la chaleur ſe ſubtiliſe. Pour les hommes il eſt bon de battre & deſrompre l'eau, la verſant ſouuent d'vn vaiſſeau dans l'autre: & n'eſt point mauuais de mettre du pain eſmié dedans fait de bon froment, non pas de ſeigle, qui la rend aucunement aigre & froide, ſi ce n'eſt pour les bilieux, mais la meilleure façon de corriger la crudité des eaux, eſt de les faire cuire. Car par le feu l'épeſſeur de l'eau ſe rarifie, la peſanteur ſ'amoindrit, & ſa dureté ſe mollifie, & eſt adoucie. L'on nomme bien à propos les eaux dures, & peſantes, cruës de leur effect, parce qu'elles trauaillent l'eſtomach, ou le ventre, & ſe font illec ſentir griéues & peſantes, comme dit Galien: leſquelles nuiſances la chaleur du feu abolit, qui fait que dans l'eau boullante & remuante l'air trouue paſſage, & ſi inſinue, & ne ſi entremeſle pas moins que ſi elle tomboit d'en haut ou que autremẽt on la boullaſt. Par là elle eſt rendue plus legere, & d'autant plus ſubtile qu'elle reçoit plus d'air, quand toute leau eſtant eſchauffée ſe ſepare, ſe fend & ſe decoupe en leuant de toutes pars des boullons. Il ſe perr cependant quelque portion de l'eau ja ſubtiliſée qui ſe reſoult des vapeurs, neantmoins il eſt certain que ce qui reſte eſt paſſé en meilleure nature: car eſtant hors du feu, & refroidie, elle retient la ſubtilité, acquiſe en ſes parties. Mais quand l'on a de l'eau qui eſt accomplie en ce qui eſt requis à ſa bonté, qui eſt ſuffiſamment cuite par les rayõs du ſoleil, ou attiedie par le terroir qu'elle laue, qui ne tient d'aucune vicieuſe qualité, & ne ſ'apeſantit point, eſtant priſe au dedans: de laquelle les ſains vſent ſalutairemẽt. Si l'on veut faire cuire vne telle eau, pour l'vſage des malades, que fait on autre choſe ie vous prie, que la peruertir & empirer: Car puis qu'elle n'a beſoin d'aucune ſubtiliſation ny d'autre chaleur, que peut il aduenir en la faiſant boullir, que la perte de la meilleure partie, celle di-je qui eſt legere, plus ſubtile, & plus douce, laquelle s'en va en fumée? L'on dira que tant plus on fait cuire & conſommer l'eau, elle ſe fait plus ſubtile. Cela eſt vray en celle qui eſt crue & eſpeſſe, mais non pas touſiours. Car il eſt certain que celle qui eſt paruenue au certain conuenable degré de ſa ſubtilité en cuiſant, ſi on la fait boullir d'auãtage, elle reuient à ſ'eſpeſſir, ſe perdant touſiours & euaporant les parties ja ſubtiliſées. Parquoy il faut ſe perſuader que les eaux qui ſont legeres & ſubtiles naturellement, acquierent plus de vice en boullant, que de perfection. Ie ne blaſmes pas toutefois que l'on face vn peu chauffer l'eau, quelque bõne qu'elle ſoit, en la ſaiſon d'hyuer, pour rabattre la froideur qui eſt nuiſante à pluſieurs complexions. Et eſt bon de pouruoir à faire reſouldre la craſſe & eſpesseur qui aduient à l'eau par la vehemence du froid. Car comme Plutarque sagement remarque en son traicté des causes naturelles, l'on voit que les horloges à eau degoutãt beaucoup plus lentement en temps d'Hyuer, qu'en Esté, parce que l'eau est rendue plus pesante, & de corps plus solide, par la violence du froid qui l'enuironne, & la tient comme assiegée: & a esté obserué par les plus prudents, qu'en celle saison les bateaux vont plus tardiuement sur les fleuues. Qu'il soit vray que l'espesseur de l'eau cause tardiueté, s'en est vne tres-seure preuue, ce que les bateaux portent nauigants plus grande charge en Hyuer, car l'eau espessie soustient & resiste d'auãtage. Estãt doncques affermie par les froidures, & faite espesse outre son naturel, alors on la peut vtilement faire cuire, afin qu'elle se rarifie, se fonde, & deuienne plus liquide. Mais celles qui s'engrossissant, & empirant par trop grãdes chaleurs, comme à Monbrison & toutes les eaux des autres riuieres, & des fontaines qui sõt fort amples, & exposées à la chaleur du soleil, telles di-je ne se corrigent point pour les faire boullir, car le vice qu'elles prennent ne vient d'ailleurs que de la perte & consomptiõ de leur humeur plus leger & plus subtil. Pense l'on que la cuisson puisse rendre à leau ces choses apres qu'elles aurõt esté dissipées plustost le cõtraire aduiendra, entant que le feu estant de plus grãd effect que le soleil, en ce regard, acheue d'en tirer ce rer ce qui y restoit de plus leger, & de plus subtil, & qui n'auroit peu estre espuisé par cet astre, parquoy l'eau en demeurera plus espesse: & quand plus on essayera par tel moyen de l'attenuer, plus s'en ira en vent la subtilité, & se perdront en fin du tout les parties desia resolues & subtilisées d'icelle. Parquoy toutes ces eaux ne s'amendent nullemẽt pour les faire cuire, & ausquelles, outre l'œuure que nature ou l'art y apportẽt, on voudroit multiplier & adiouster chaleur, d'autant que depuis que la partie plus subtile & agreable est d'vne fois deperie, elle ne se reuoque plus, mais bien pourront souffrir telle preparation celles qui n'ont point esté cuites ny suffisamment façonnées. Ainsi en est-il des humeurs de noz corps, dont le flegme est rendu meilleur, & deuient le sang plus temperé par cõction, i'entend des humeurs qui n'ont encor atteint le degré de mediocrité, & d'vne cõuenable & requise operatiõ. Mais quand les sucs ont passé le moyẽ ou git la perfection, ils ne peuuẽt iamais estre remis en leur estat naturel, ny estre sains, mais sont inutiles, & reduits en purs excrements. En sõme tout ainsi que les viandes dures sont rendües plus salutaires & plus agreables en les cuisant, aussi sont amẽdées par la cuisson les eaux cruës, rudes, & indõptées, mais celles qui sont empirées par trop vehemente & dessechãte chaleur, ne se peuuẽt corriger par le moyen d'icelle, non plus que l'eau de la mer salée ou nitreuſe ne deuient point meilleure pour la faire cuire, d'autant que le vice de l'vne & de l'autre procede de meſme cauſe. Ie trouue vn ſeul remede pour ceux qui ſont contraints de boire de telles eaux par faute d'autres, cõme ſont les habitans de Montbriſon, qui eſt de les faire paſſer par lalãbic: Car par cet artifice ſont extraites de l'eau les parties plus ſubtiles, qui ſi eſpeſſiſſent & reuiennẽt en eau au lieu de ſ'eſuaporer, & ſe perdre en l'air, & par ce moyen on les rend legeres, ſubtiles, & plus ſaines: mais ie craindrois qu'elles ne ſe trouueroient pas aggreables au gouſt, ny à l'odeur: meſme preparatiõ peut auſſi biẽ cõuenir à celles qui ſõt cruës, eſpeſſes, & limoneuſes, mais on les peut auſſi rendre plus plaiſantes par autres moyẽs: les cruës en les cuiſãt, cõme nous auons dit, & les eſpeſſes & bourbeuſes, en les coulãt, & cuiſant auſſi. Paul Æginete eſcrit que l'eau limõneuſe, ſalée & bitumineuſe eſt purifiée par la colature, mais qu'elle eſt parfaitement coulée, & on la fait paſſer par le ſablon prins en terroir doux, c'eſt à dire, qui n'ait aucune ſaueur: c'eſt la raiſon pourquoy en fouiſſant en terre au bord de la mer, l'on trouue touſiours de l'eau douce, ce que enſeigne Alex. Aphrod. & auant luy Ariſtote. Car l'eau marine qui paſſe par les ouuertures & deſtroits de la terre, laquelle n'eſt ſalée qu'en ſa ſurface, y perd ſa ſalure, l'amertume, & l'eſpeſſeur qu'elle acquiert, pour eſtre trop cuite & aduſte, & prend nouuelle qualité de la terre. Parquoy les mariniers ont touſiours des tonneaux à demy plains de ſable doux, à fin que ſ'ils ont beſoin d'eau, quand ils ſont en haute mer, ils puiſſent faire paſſer de l'eau marine par iceluy, & l'adoucir pour en pouuoir boire: Car dans la mer il y a de l'eau douce meſlée auec la ſalée, le ſoleil ne la pouuāt toute bruller: Et ſi l'vne eſt beaucoup plus eſpeſſe que l'autre, cōme par ce qui a eſté dit cy deuant, eſt ſuffiſāment mōtré, que celle qui eſt douce, paſſe & penetre treſbiē les pores, & voyes plus cachées, ce que l'autre ne ſçauroit faire. Ariſtote dit que entre les eſcalles, ou huiſtres de mer, aucunes ſōt immobiles, & ſe nourriſſent d'humeur douce qui ſe peut boire, & lequel paſſe & perce au trauers de leur eſpeſſeur, veu qu'il eſt tiré du plus ſubtil de la mer deſia cuite, comme elles ſont enſeignées dés leur premiere nature & origine: Et qu'il y ait de l'eau douce dans la mer, qui peut ainſi paſſer & couler, l'experience le montre. Car ſi l'on fait vn vaiſſeau de cire non trop eſpois, & que on le plonge vuide dans la mer, attaché à vne ficelle à plomb, le laiſſant là l'eſpace d'vn jour & d'vne nuit, il ſe trouuera de l'eau douce amaſſée dans iceluy: Ce qui aduient, parce que l'eau douce, & la partie d'icelle qui eſt plꝰ claire & ſubtile que les autres, auec qui elle eſt meſlée & confuſe, a peu ſeule penetrer dans les pores du vaiſſeau: Et par lequel moyen nous pouuons adoucir l'eau de la mer.

Celle qui tient du bitume se prepare & purifie de mesme que la salée, comme aussi les nitreuses, les alumineuses, celles qui sentent le souffre, & toutes autres, qui portent auec elles quelque vertu medicinale, & qui sont chaudes d'elles mesmes, ou de leur nature, comme parle Galien, se doiuent ainsi corriger. Ce que ie coniecture, parce que le plus souuent si l'on trouue la source de ces eaux, elles sont là bõnes & louables: mais passans puis par quelque terre infectée de mauuaise qualité, cõme par des mines, elles la prennent, & acquierent par là vne chaleur forte & agissante. Car ce n'est pas dans les mines ou ces fontaines ont leur premiere source, parce que tels lieux sont plus chauds & plus secs qu'il ne conuient à la generation des eaux; leur estant doncques telles qualitez acquises & non propremẽt naturelles, pourquoy ne les laisseroient elles estans passées & coulées par le sable doux? Il y a ce me semble apparente raison, que l'on puisse aussi facilement extraire de l'eau la substance qu'elle emporte en passant au trauers d'vne mine, que la saleure à celle de la mer: Car il ne faut pas penser que ce qu'elle prend de la mine luy donne vne pure & nue qualité, parce que en la boullant, le nitre, le soulphre, le sel, l'alum, ou autre tel mineral dont elle tient nage au dessus, & se fait escume: Mais quand ce seroit vne qualité simple, qui empesche qu'elle ne la puisse laisser, estant transfuse & coulée aussi biẽ qu'elle la peu prendre en passant & écoulant?

Celle qui n'est que espesse, & n'a autre defaut que d'estre bourbeuse, & autrement trouble sans aucune mauuaise qualité, se remet aisément, & par dessus toutes autres en son premier estat: Car ce vice prouient de la terre argilleuse, de laquelle les eaux ne prennent autre vice que de s'espessir & troubler, & n'est aucune mauuaise saueur, mais seulement est fascheuse la matiere qui y est meslée. Telles sont les eaux du Tybre, de Seine, & de Saone, lesquelles on laisse long temps reposer dans des vaisseaux de terre, à fin que la matiere qui les rend troubles se puisse rasseoir peu à peu: & si l'on en a besoin promptement, on la passe par le feultre, ou autre gros drap, & ainsi on la rend incontinent tres-claire. Galien dit qu'en Alexandrie, & autres lieux d'Egypte, l'on passoit les eaux troubles par des vaisseaux de terre, rares & deliez, & si ces vaisseaux defailloient, on les couloit par vn linge.

Restent deux qualitez és eaux à corriger, desquelles le medecin doit estre soigneux, parce que quelquefois elles peuuent nuire: ce sont la chaleur & la froideur, par l'vne ou par l'autre desquelles, elle se trouuent mauuaises: asçauoir cruës & indomptées, comme parle Galien, à cause de la froideur: & pour le regard des chaudes, parce qu'elles n'estaignent point bien la soif, cela est volontiers selon la disposition:

Car il y a plusieurs occasions ou l'eau chaude profite, & la froide nuit, & au cõtraire. Parquoy pour accomplir de tout point ce traicté, & que rien ne luy defaille, il faut aduiser quel amendement l'on peut donner à ces qualitez, où l'on s'apperceura qu'elles portent nuisance. Quant à la froide, si c'est auec crudité, elle se corrigera par les moyens que nous auons declarez cy deuant. Si autrement elle est bonne & bien assaisonnée, il ne faut que la mettre au soleil, ou l'approcher vn peu du feu pour remedier au dommage qu'elle pouuoit faire: Pour rafraichir celle qui est chaude nous vsons de diuers artifices, afin de la rendre froide comme glace: cela se fait, dit Pline, en la jettant contre l'air du bas en haut, ou du haut en bas, afin qu'elle conçoiue l'air en passant : car naturellement toutes eaux se refroidissent en les agitant & remuant, fors que celles de la mer, qui s'eschauffét par la tourmente & le hurtement de ses ondes. Aux autres eaux la chaleur leur suruient de dehors, comme estrangere, qui est aisément escartée par le mouuement : mais la mer a vne chaleur domestique, & en elle mesme, qui est eueillée par les vents, & entretenus de cela nous est tesmoignage & preuue, ce que la mer, quoy que pesante & terrestre, ne se prend & ne gele point. Mais voyõs les autres moyens de rafraichir l'eau : Si on la chauffe auparauant, elle se rafraichit fort, qui est vne inuention tres-subtile : car estant par la chaleur rendue plus ſubtile qu'elle n'eſtoit, parce qu'en boullãt elle reçoit de l'air, il eſt certain qu'elle en deuient pluſtoſt froide, par la reigle des medecins, qui dit, que les ſubſtances plus ſubtiles reçoiuent pluſtoſt alteration, que les eſpeſſes. Alexandre Aphrod. donne la raiſon pourquoy l'eau boullante deualée en vn puits deuient treſ-froide, diſant que la froideur du puits combatant contre la chaleur de l'eau que l'on y a deſcendue la ſurmonte aiſémẽt, & pour eſtre la froideur plus forte & plus abondante, elle en chaſſe totalement la chaleur, penetre puiſſamment toute l'eau, & la rend exceſſiuement froide : Et de là vient auſſi que l'eau qui aura eſté ſubtiliſée par le feu, gele incontinent & treſ-facilement: parce que le froid y trouue conduite, & voyes plus amples par ou il peut mieux, & auec plus de vehemẽce penetrer. Pour rafraichir parfaictement l'eau, l'ayãt fait chauffer l'on la met dans vn vaiſſeau de terre plombé, lequel l'on pend haut, hors les feneſtres, contre le vent, quand le ſoleil eſt couché, & laiſſe on pendre ce vaiſſeau à la fraicheur toute la nuit, l'endemain auant que le ſoleil ſe leue on le poſe à terre & l'arrouſe l'on tout autour d'eau freſche. Aucuns l'enuelopẽt de fueilles de laictues, ou de vigne, ou autres de meſme nature, pour luy faire entretenir plus lõg temps la froideur prinſe de l'air de la nuit, mais ſi l'on veut couurir ce vaiſſeau, il ne le faut pas remplir du tout, car l'air qui ſera entre l'eau & le couuercle ſe refroidit le premier, communique apres la froideur à l'eau qu'il touche : & tout ainſi que l'eau prend pluſtoſt la chaleur & la froideur que les corps terreſtres, auſſi l'air ſ'eſchauffe, & ſe refroidit plus promptemẽt que l'eau. Autres mettent les cruches pleines d'eau aux caues ou cauernes ſouterraines, ou l'air ſe maintient froid. Par autres moyens ſe peut rafraichir l'eau, cõme de la mettre dãs vne riuiere qui court fort roide, ou bien dans vn puits en deux manieres, faiſant que la cruche ou bouteille plonge dãs l'eau, ou bien qu'elle demeure ſeulemẽt ſuſpẽdue en l'air, qui eſt le meilleur moyen de la rafraichir : Car l'eau du puits meſmes tirée, eſtant laiſſée ainſi dans le meſme puits toute la nuit, en ſera beaucoup plus froide: la cauſe de cet euenement eſt recerchée par Plutarque, mais il ne l'explicque pas ſuffiſamment. Cela poſſible aduient, dit-il, par vne mutuelle reſiſtance, que l'air froid de la nuit rend l'eau qui eſt demeure dans le puits plus tiede, laquelle eſtant tirée hors, perd de ſa tiedeur. Or l'eau ſe rafraichit excellemment, ſi l'on couure les cruches & vaiſſeaux de neige, ou de glace, quand on à la cõmodité d'en auoir, comme ont les Romains, & autres qui gardent la neige & la glace durant les grandes chaleurs de l'Eſté dans des caues, & ſemblables lieux ſous terre, couuerte & enueloppée de paille, pour les delices des grands. Ce fut vne inuention de Neron,

ron, dit Pline, de mettre l'eau boullie enclose dans des bouteilles de verre dans la neige pour la rafraichir : ainsi l'on a peu jouïr de la volupté de la froidure sans receuoir l'incommodité de la neige. Ce n'est pas merueille ce que dit Plutarque, que les grauois, ou des morceaux de plomb jettés dans l'eau, la rendent plus froide, mais c'est chose admirable que le salpestre (que l'on prend pour le nitre) lequel apparemment est chaud, réd les eaux infiniment froides. Pour delecter les Princes, qui aymẽt à boire froid en Esté, l'on d'estrempe dãs vn vaisseau plain d'eau vne liure de salpestre ou sal-nitre, & dans iceluy l'on met les bouteilles de verre, ou les flascons d'estain ou d'argens, remplis d'eau, les remuant cõtinuellement: & par ce moyen l'eau en est plus plaisante à boire, & si n'est point mal saine. Or nous semble il auoir dit en ce traicté, tout ce qui se peut, sur le choix des eaux, en ce qui concerne la conseruatiõ de la santé, & par quels moyẽs celles qui sont mauuaises se peuuent corriger & estre rendues bonnes à boire, & montré que l'eau de pluie est par dessus toutes les autres, & que celles qui sont moindres en bonté, ne s'amendent point toutes pour les faire boullir, qui sont les deux points que vous nous auiez proposez à deduire & explicquer.

*Traduict de Latin en François.*

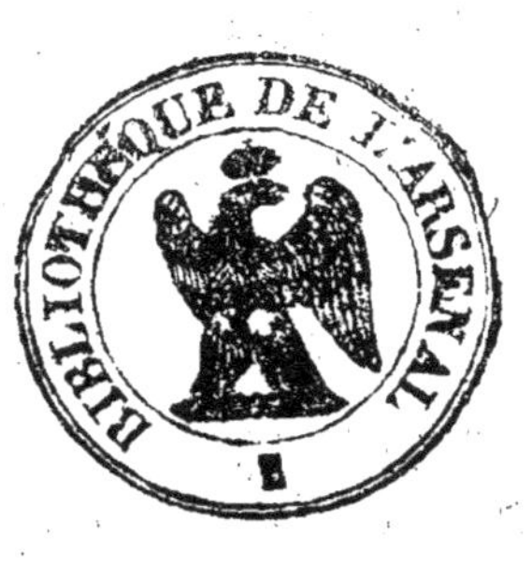
BIBLIOTHÈQUE DE L'ARSENAL